Von der Kunst alt zu werden

Volker Fintelmann

Von der Kunst alt zu werden

Bibliografische Information Der Deutschen Bibliothek
Diese Publikation ist in der Deutschen Nationalbibliografie verzeichnet; detaillierte bibliografische Daten sind im Internet über <http://dnb.ddb.de> abrufbar.

Gedruckt auf umweltfreundlichem,
chlorfrei gebleichtem Papier

Überarbeitete Neuauflage 2023

Joachim E. Keding
Hölderlinweg 31, D-73730 Esslingen
http://www.gesundheitspflege.de
http://www.maennerleben.com

Druck: Booksfactory

ISBN 978-3-932161-90-2

Ich hoffe, dass es Ihnen schon beim Lesen des Vortragsthemas* so gegangen ist, dass Sie sich gefragt haben, wie will ich das eigentlich betonen: von der Kunst, richtig alt zu werden, oder von der Kunst, richtig alt zu werden? und dass Sie vielleicht auch entdeckt haben, dass das im Grunde genommen ein sehr paradoxes Thema ist, ein widersprüchliches, denn einerseits möchte heute jeder natürlich sehr alt werden, und die durchschnittliche Lebenserwartung ist ja auch sehr, sehr hoch angestiegen, und auf der anderen Seite will keiner alt werden. Dafür ist am typischsten vielleicht die Kultur Nordamerikas, speziell der Vereinigten Staaten von Amerika, die ja zum Teil geradezu komikartige Techniken entwickeln, dem Alter auszuweichen und der ewigen Jugend Platz zu geben. Denken Sie nur einmal selber darüber nach, ohne dass ich das aufzählen muss, was alles an Industrie heute existiert, Alter nicht

Dieser Vortrag wurde am 16. März 1994 in Esslingen a.N. gehalten.

zuzulassen. Bis dahin auch, dass man, selbst wenn das Alter einen erwischt, heute eine moderne Medizin hat, die nun in jeder Hinsicht den menschlichen Leib anfängt auszutauschen; eine Ersatzteilmedizin könnten wir sie nennen, die ja auch in Anspruch genommen wird. Und es soll von Anfang an erst einmal ganz offen bleiben, ob das gerechtfertigt ist — es soll keineswegs von vornherein der Standpunkt eingenommen werden: das ist nicht gerechtfertigt. Aber ob, wie es oft heute zu lesen ist, gerade diese Seite der Medizin ein Segen ist, das lässt sich zumindest aus der Praxis eines Arztes, der in dem Menschen mehr sieht als ein Automobil, schon sehr, sehr hinterfragen. Insofern wird jede Art von Werkstatt-Idee oder Reparatur-Idee einfach dem Menschen nicht gerecht.

Ich möchte heute bei dem sehr, sehr großen und umfassenden Thema "Alter" den Schwerpunkt gerne dahinlenken, uns bewusst zu machen, was überhaupt eigentlich Sinn des Alters ist. Und damit der heutigen Zeittendenz, die ich besonders mit dem Zentrum Nordamerika benannt habe, entgegenzutreten mit der Vorstellung, dass Alter ein außerordentlich wichtiger Abschnitt in

der Biographie des Menschen ist, und dass wir lernen müssen, in der richtigen Weise alt zu werden, um wirklich die Frucht eines Lebens auch so ernten zu können, dass wir sie auch über die Grenze unseres Lebens, die wir Tod nennen, mit hinübernehmen können und eben nicht in dieses Desaster geraten, das heute ein Großteil des Alters ausmacht: wo die Menschen im Grunde genommen eigentlich wirklich nur noch leben — wir würden mit dem Pflanzenreich sagen: Wo sie vegetieren, aber nicht mehr in einer selbständigen, persönlichen Lebensweise ihr Leben frei und unabhängig von anderen gestalten können.
In einem sehr modernen Schauspiel von Herb Gardner "Ich bin nicht Rappaport" lässt er einen alten Mann etwas sagen, was eigentlich ganz zu meinem Thema gehört und was ich zur Einleitung auch gerne zitieren möchte, um das, was ich meine, gleich in diesen Worten eines Schrift-stellers, eines Dichters, zu verdeutlichen. Da sagt dieser eine der beiden Darsteller — beides alte Männer — an das Publikum, an Sie jetzt gewandt: "Ihr sammelt alte Möbel, alte Autos, alte Bilder, nur eines sammelt Ihr nicht: alte Menschen. Versteht Ihr denn nicht, die Alten, das sind die Über-

lebenden, die wissen etwas, die Alten, die sind nicht nur einfach zu lange geblieben, die Alten sind ein Wunder wie die Neugeborenen, so nahe am Ende, das ist so kostbar wie der Anfang."
Es ist ja wirklich ein erstaunliches Phänomen, wie man in der Dingwelt durch keinen Ort, durch keine Stadt, auch nicht durch Esslingen gehen kann, ohne nicht auf Antiquitätengeschäfte zu stoßen, und was für Preise zahlt man nicht dafür, eine alte, wurmstichige Kommode zu kriegen? Sie kann gar nicht wurmstichig genug sein! Was für Preise werden heute bezahlt, wenn man ein vielleicht 40, 50, 60 Jahre altes Auto kauft, selbst wenn es vielleicht gar nicht mehr fährt; es wird zumindestens nie so schnell fahren wie vielleicht auch nur ein Fiat Uno, und doch ist es angeblich zehnmal oder noch mehr wert. Und Sie alle wissen sicher, sonst wären Sie heute Abend nicht hier, wie anders diese Welt tatsächlich im Sinne von Rappaport oder Herb Gardner aussieht im Verhältnis zu den anderen Menschen, den alten Menschen, die eigentlich, tendenziell zumindestens, aus dieser Gesellschaft delegiert werden, die sozusagen asyliert werden, die in Altersheimen zusammengepfercht werden, die im Rah-

men eines Familienlebens keinen Platz mehr haben usw. Eine zum Teil bittere Situation, wenn man auf dieses Thema schaut, aber eine, die man auch ehrlich anschauen muss, um die Unverhältnismäßigkeit eben im Vergleich zu der Dingwelt klarzubekommen.
Nun, über das Alter zu sprechen als einen Teil des menschlichen Lebens setzt eben voraus, den Menschen, wie man heute sagen möchte, obwohl das leider auch schon ein Schlagwort geworden ist, ganzheitlich zu sehen. Ganzheitlich heisst jetzt zunächst einmal: Als Biographie. Der Mensch ist ja gerade dadurch ein so kompliziertes Wesen, weil er der Gleiche ist von der Geburt bis zum Tode, obwohl er sich in einer solchen Lebensspanne, wenn sie vielleicht 70, 80, 90 Jahre währt, außerordentlich verändert, nicht nur im Äußeren, sondern auch im Inneren. Denken Sie nur nach, wie schwer es ist, sich selber noch mit diesem merkwürdigen kleinen Wesen auf dem Eisbärfell oder — eines der beliebten Elternfotos — eben auf dem Nachttöpfchen zu identifizieren, wenn man in der Lebensmitte steht, oder wie schwer es manchmal ist, in diesen ungeheuer eindrucksvoll gerunzelten Gesichtern eines alten

Menschen diesen Menschen der Lebensmitte, diesen vielleicht erfolgreichen Unternehmer oder was er auch immer gewesen ist, wiederzuentdecken. Er selber wird auch seine Schwierigkeiten damit haben, aber natürlich weniger als der von außen Betrachtende. Und ich denke immer, wenn es diese Situation wirklich gäbe, dass ein Wesen eines fernen Planeten auf diese Erde kommt, und man würde ihm sozusagen völlig unbefangen, wie er dann ist, nebeneinander zeigen ein Kind von vielleicht drei Jahren und einen 30jährigen Menschen und einen Menschen hohen Alters von 70, 80 Jahren, ich glaube nicht, dass der von sich aus darauf käme, dass das die gleiche Spezies ist, sondern er müsste eigentlich annehmen: das ist völlig unterschiedlicher Art. Und doch ist eben etwas in uns, das in dieser Zeit von der Geburt bis zu diesem Lebensabschnitt, den wir Alter nennen, doch immer im gleichen Sinne *Ich* zu sich sagt. Etwas ist in uns, was eigentlich durch diese Zeit konstant ist, die Persönlichkeit, die Individualität, können wir auch sagen, das, was wir mit dem Wörtchen *Ich* benennen können, das ja jeder nur zu sich selber sagen kann.
Das ist ein erster, ganz wichtiger Gesichtspunkt,

dass tatsächlich jeder Mensch so ein Kunstwerk Biographie lebt, so dass man zu Recht auch sagen kann, wenn man dann alt geworden ist, sollte man seine Biographie schreiben, man sollte sie zumindest einmal denken, man muss sie gar nicht immer publizieren. Das ist sicher eine merkwürdige Marotte, dass heute dann auch schon Fünfundzwanzigjährige, natürlich bekannte Leute, schon ihre Biographien schreiben, obwohl sie die ja eigentlich noch gar nicht gelebt haben. Denn im Sinne z. B. einer anthroposophischen Menschenkunde währt eine ideale, also nicht eine persönliche, einzelne, sondern wenn man auf das Menschheitliche schaut, eine ideale Biographie doch etwa 70 Jahre. Sie kann deutlich länger dauern, sie kann auch kürzer sein, aber so ein wirklich ideales gelebtes Leben währt doch um die 70 Jahre. Dann ist es sicher Zeit, auf so ein gelebtes Leben zurückzuschauen, und jeder, der von Ihnen alt genug ist — da kann man natürlich auch schon mit 55 daraufschauen, da kann man auch mit 60 daraufschauen, man kann auch früher daraufschauen — mag immer wieder mit Erstaunen feststellen, was so in einem Leben alles geschehen ist und wie sich manches auch wundersam

gefügt hat, als ob in dem ganzen Leben so etwas wie eine Komposition herrscht, als ob so etwas wie eine innere Linie existiert, die durchaus nicht geradeaus laufen muss, die aber doch in sich eine Kontinuität hat, wir sagen gerne: einen roten Faden. Und in dieser Kontinuität, in diesem, was ich jetzt Biographie nenne, in diesem idealen Leben von 70 Jahren kann man eben schauen auf drei große Lebensabschnitte, die dann jeweils 20, 22, 25 Jahre etwa rechnen.
Den ersten Abschnitt nennen wir Kindheit und Jugend, den mittleren Abschnitt nennt man den des Erwachsenenalters oder der Reifezeit, und den dritten Abschnitt möchte ich das Alter nennen. Und damit kommen wir zu einer ersten, vielleicht erstaunlichen Tatsache, die ich nicht müde werde, allen, die zuhören mögen, zu erzählen, und wo ich mir bewusst bin, wie sehr gerade in unserer heutigen Zeit zunächst das, was ich sage, als absurd bezeichnet werden muss, dass dieser Lebensabschnitt, den ich Alter nennen möchte, etwa im fünften Lebensjahrzehnt beginnt oder sagen wir, Mitte der vierziger Jahre.

Im wiederum idealen Sinne der anthroposophi-

schen Menschenkunde, die ja durch Rudolf Steiner sehr stark auf die Jahrsiebente der Entwicklung im Menschenleben schaut, wo wir dann neun solche Jahrsiebente bis zum 63. Lebensjahr und wie eine Oktave noch ein zehntes bis zum 70. Lebensjahr hätten, könnte man auch als einen idealen Schnittpunkt das 42. Lebensjahr setzen. Das ist sicher gerechtfertigt, ich tue es jetzt bewusst nicht, weil es hier nicht um Mathematik geht, sondern wir aus einem künstlerischen Impuls auf den Menschen schauen, um die Kunst, richtig alt zu werden zu verstehen und von dieser Seite her ist 42 nur so etwas wie eine Idealzahl, aber keine für den einzelnen absolut gültige.
Als ich das zum erstenmal für mich entdeckte, war ich auch selber erstaunt. Und ich habe dann eigentlich zwei Elemente gefunden, die das gar nicht so absurd und unmöglich sein lassen. Das eine Element ist ein sehr altes in der Geschichte, da müssen wir zurückgehen bis in das römische Reich, das klassisch römische Reich des Cäsarentums. Damals war es z. B. so, dass man in der Überzeugung lebte, dass ein Mensch für andere Menschen, also auch im großen Sinne für den Staat, erst dann Verantwortung übernehmen kann,

wenn er 42 Jahre alt geworden ist. Dann wurde man wählbar für den Senat, den römischen Senat, um dann sozusagen die Geschicke des römischen Volks mitzubestimmen. 42 Jahre — Senat, denn dann war man ein senex, ein Greis!
Stellen Sie sich diese Unverschämtheit aus der heutigen Sicht vor, man würde einen 42jährigen Menschen mit diesem Titel Greis versehen! Das möchte ich auch gar nicht tun, ich möchte aber doch zeigen, daß diese Wortwurzel senex in dem liegt, was wir heute noch Senat oder Senator nennen, wobei sich die Senatoren darüber im einzelnen sicher nicht klar sind, weil sie auf ihren Titel im allgemeinen ja auch sehr stolz sind. Denken Sie aber auch einmal darüber nach, was es bedeutet für eine Lebensgemeinschaft von Menschen, die sich nun Kommune oder Land oder Staat nennt, die 42jährigen erst als reif anzusehen, Verantwortung für die anderen zu übernehmen. Schauen Sie mit diesem Blick auf die heutige politische Situation! Auch dann werden Ihnen viele Fragen kommen.
Nun, es gibt ein anderes Element, wo dieses Thema — Alter beginnt um das 42. Lebensjahr — auch geradezu festgelegt ist, das ist nun ein ganz

modernes Element, nämlich die Welt des Sports. Ich selber habe das auch erlebt, ich bin oder war ein ganz begeisterter Hockeyspieler, und dazu gehörte es, dass man dann — in Hamburg gab es dann noch eine Zwischenstufe, weil wir eine sehr vornehme Stadt sind, wie Sie vielleicht auch wissen — da wurde man dann mit 32 Jahren ein Senior, aber mit 42 Jahren unerbittlich ein "Alter Herr". Und wenn Sie ein wenig nur in die Landschaft des Sports schauen, dann sehen Sie, dass tatsächlich die Senioren oder Alten Herren eben in der Größenordnung von 40, 42 Jahren an gerechnet werden; das ist dann ein ganz offizieller Begriff, über den sich auch niemand beklagt. Und Sie werden auch sicher wissen, dass es wenig Leistungssportarten gibt, in denen Menschen das 40. Lebensjahr überschreiten und immer noch aktiv dabei sind. An die Grenze des 40. Lebensjahrs kommen einzelne, und gewisse Ausnahmen machen diejenigen, die sich sozusagen eines Jüngeren als eigentlichen Sportler bedienen, z. B. die Reiter oder die Dressurreiter, da kann man dann wie Neckermann auch noch mit über 60 auf so einem Ross sitzen, wenn es selber nur jung genug ist. Also von der Seite muss man etwas absehen, aber im Prinzip, aus der eigenen Leibesleistung heraus ist das doch eine ziemlich schmerzhafte Grenze, die jeder Sportler erlebt, wenn er an das 40. Lebensjahr herankommt. Wenn ich da aus den ganz persönlichen Erfahrungen sprechen kann, die sicher mancher im Saal nachvollziehen kann: es war dann schon sehr erstaunlich zu erleben, wie solch ein Element, das ich einmal Spritzigkeit nennen möchte — ich war immer ein Stürmer, ich war immer einer von diesen schnellen Sportlern — wie das plötzlich nachließ oder wie da plötzlich eine Gelenkigkeit nachließ, wenn man stürzte oder fiel, sich in der richtigen Weise abzurollen, so dass einem nichts geschieht oder ähnliche Dinge. Unter diesem Aspekt ist also vielleicht die Idee, dass ein Lebensabschnitt berechtigt vom 40., 42., 45. Lebensjahr an Alter genannt werden kann, doch nicht mehr so absurd. Und man muss dann natürlich deutlich machen, dass es darüber hinaus etwas gibt, das ich in meinen Ausarbeitungen dann eben das hohe Alter nenne, das etwa mit dem 70. Lebensjahr beginnt.

Was ist nun eigentlich, wenn man so auf Alter

schaut, dass mit 40, 42 Jahren man in diese biographische Lebensphase tritt, diese dritte große Lebensphase, was ist denn dann eigentlich Sinn und Ziel eines solchen Lebensabschnitts?
Nun, darauf gibt es sicher viele Antworten. Meine Antworten stammen nun sehr stark aus der Beschäftigung nicht nur mit der allgemeinen Medizin, sondern vor allem auch mit der Anthroposophie, und da kann man ja noch eine andere Ganzheit des Menschen entdecken, die allerdings viel älter als die Anthroposophie ist, die eigentlich uralt ist und die auch heute ganz allmählich wieder deutlicher wird, diese Ganzheit von Leib, Seele und Geist. Früher hat man das einmal mit einem aus dem Griechischen stammenden Wort Trichotomie genannt: der Mensch ist ein trichotomes Wesen, er ist eine Ganzheit aus diesen drei Teilen, die jede für sich ihre eigene Gesetzmäßigkeit hat. Und mit einem ganz kurzen Blick möchte ich Sie nur aufmerksam machen oder vielleicht auch in Erinnerung rufen, dass eben in der Geschichte der Menschheit diese eigenartigen Abschnitte kommen, wo erst im 10. Jahrhundert, genau 965, auf einem katholischen Konzil in Konstantinopel, bei Strafe der Häresie, der Ketzerei

— und das wurde ja damals bis zur Todesstrafe hin verfolgt — verboten wurde, beim Menschen von einem selbständigen Geist zu sprechen. Der Mensch bestand aus Leib und Seele, die Seele hatte geistige Anteile, aber an einen eigenständigen, selbständigen Geist, den ich vorhin mit dem Wort Ich bezeichnete, durfte nicht mehr gedacht werden. Und es ist dann eigentlich für mich Rudolf von Virchow, der Begründer der modernen Medizin, der ja selber Pathologe war und also seine ganze Erfahrung am Menschen am Leichnam gemacht hat, der dann in seinem Buch der Zellularpathologie schreibt, dass es eben auch völlig unwissenschaftlich ist, von einer selbständigen Seele im Menschen zu sprechen. Der Mensch sei Leib, im Grunde genommen Zelle, und alles, was in dieser Zelle vorgeht, was sich dann bis in Seelisches oder Geistiges äußern würde, hätte leibliche Bedingungen. Man hat also damit in der Mitte des vorigen Jahrhunderts den Menschen ganz auf eine leibliche Existenz mit seelischen und geistigen Anteilen reduziert. Insofern ist die Anthroposophie wichtig, da sie sozusagen ein Bewusstsein wieder erneuert davon, dass man dem Menschen erst dann ganzheitlich gerecht wird, wenn man eben auf diese alte Vorstellung zurückkehrt, dass in ihm neben den rein leiblichen Gesetzmäßigkeiten auch solche rein seelischer und vor allem rein geistiger Natur sind.

Was ist in diesem Sinne als Geist zu verstehen? Ich möchte es hier mit dem Wort Individualität benennen. Der Mensch ist, geistig gesehen, eine einmalige Schöpfung. Seelisch haben wir sehr viel miteinander gemeinsam, und im Leiblichen sind wir ziemlich eindeutig bestimmt. Im Leiblichen herrscht wenig Freiheit. Stellen Sie sich vor, ein Herz machte sich selbständig in dem Sinne, dass es sagt, ich gehe jetzt drei Wochen auf Urlaub. Das mag vorkommen, aber dann ist der ganze Mensch hin. Das ist eindeutig. Also von der Seite ist ganz klar, dass man den Leib nicht willkürlich gestalten kann, was längst heute bei den Menschen, wenn das möglich wäre, passieren würde. Wenn der Mensch schon die Fähigkeit hätte, in dieses Leibliche mit absoluter Freiheit einzugreifen, warum muss man sich dann mit zwei Ohren zufrieden geben? Warum leistet man sich nicht noch ein drittes? Warum muss die Nase nach vorn aus dem Gesicht schauen, warum hat man nicht auch hinten noch einen Riecher? Also, Sie wissen, diese ganzen Varianten, die man ausgestalten würde, wenn der Leib die Möglichkeit hätte, in einer freien Weise gestaltet zu werden. Das ist aber nicht der Fall. Der Leib steht sehr stark unter der Gesetzmäßigkeit der Notwendigkeit, wir nennen das heute auch der Erbgesetze, der Genetik. Aber darin lebt etwas ganz Unabhängiges, und das führt dazu, dass auch jeder Leib — und das ist etwas, was die moderne Medizin noch immer nicht genügend begreift, was Sie als einzelne vielleicht überhaupt nicht genügend wissen — dass jeder Leib tatsächlich ganz einzigartig bis in die Stoffstruktur gestaltet wird. Jeder hat seine völlig eigene Muskelsubstanz, jeder hat seine völlig eigene Organsubstanz. Das geht eben nicht nur bis in die berühmten, oft zitierten Fingerlinien, die dann den Kriminologen dienen, damit man uns identifiziert, das geht auch nicht nur in das Sprachbild, sondern wir wissen ja heute gerade durch die moderne Medizin, dass man eben nicht ein Organ eines Menschen auf den anderen ohne weiteres verpflanzen kann, sondern dass das überhaupt nur gut geht, wenn man die Abwehrkräfte, die jeder in sich hat, vollkommen unterdrückt, wenn man also den Organismus — man muss das so deutlich sagen — zwingt, ein solches Organ zu akzeptieren. Und der Organismus selber wird vom ersten Augenblick an alle Anstrengungen unternehmen, das Organ wieder loszuwerden, was dann die Abstoßungsreaktion genannt wird. Das liegt daran, dass eben das Eiweiß, das eine Leber bildet, ein völlig individuelles ist, das gibt es in dieser Form kein zweites Mal. Selbst unter nächsten Verwandten, selbst wenn die Mutter die Niere für ihr Kind spendet oder ein naher Verwandter ein Organ für einen nahen Verwandten spendet, muss die körpereigene Abwehr massiv unterdrückt werden, sonst geht das nicht gut, sonst wird das sofort wieder abgestoßen, weil es als fremd erkannt wird. Das ist nicht eigen. Also der Leib ist schon auch sehr stark individualisiert, und das geschieht eben nicht durch irgendeine genetische Formation oder den Zufall, wie das auch einmal in der Naturwissenschaft formuliert wurde, sondern das geschieht, jedenfalls aus der Sicht einer Anthroposophie, durch die je eigene individuelle geistige Dimension, die jeder von uns in sich trägt und die auch ein Stück das Dauerhafte in uns ist, oder, wie das Christentum das nennen würde, das Ewige. Jeder trägt im geistigen Kern etwas Ewiges in sich.

Und da richtet sich der Blick auf zwei Grenzen des Lebens, die ja heute von einer modernen Wissenschaft wieder absolut gesetzt werden, obwohl längst gefragt wird, ob das eigentlich so ist, nämlich die Grenze der Geburt und die Grenze des Todes. Oder anders gesagt, immer mehr Menschen heute fragen: wo komme ich eigentlich her, bin ich wirklich sozusagen ein Zufallsprodukt meiner Eltern und deren Genetik, und warum bin ich dann eigentlich nicht wie sie, warum unterscheide ich mich deutlicher von ihnen, als sich je ein Rattenbaby von seinen Eltern unterscheidet? Und warum kann ich mich spätestens in der Pubertät überhaupt nicht mehr mit diesen Eltern identifizieren und empfinde sie möglicherweise sogar als höchst lästig? Die eine Frage: was ist eigentlich mit mir, bevor ich geboren werde, also die Frage nach einer vorgeburtlichen Existenz des Menschen. Und die andere Frage, die heute noch viel deutlicher gestellt wird und die ja auch sogar schon populärwissenschaftlich behandelt wird, die Frage einer Postexistenz, also die Frage eines Weiterlebens nach dem Tode. Das Christentum hat eine Antwort darauf, die Anthroposophie eine sehr differenzierte. Aber gehen wir einmal davon aus, dass etwas in uns ist, dieser geistige Anteil, der über den Tod hinaus andauert und der eben die Frucht eines solchen Lebens mit sich über diese Grenze des Todes trägt. Wenn man einen solchen Gedanken überhaupt, ich sage einmal ganz bewusst, zunächst nur hypothetisch — das ist ein Wissenschaftsbegriff, ich könnte auch sagen spekulativ, also eine reine Annahme — denkt, dann kommt doch sofort in den Zusammenhang unseres Themas die Erkenntnis: dann hat natürlich gerade dieser dritte Lebensabschnitt, das Alter, eine ganz besondere Bedeutung, weil in ihm eigentlich am allerstärksten die Zukunft unserer geistigen Existenz geprägt wird. Und so kann man das auch von dieser Seite her einmal ganz anders formulieren: in der Kindheit leben sich in jedem Menschen große Vergangenheitskräfte aus, da ist viel, viel Vergangenheit, da ist auch natürlich die Gesetzmäßigkeit des Erbmäßigen, die Eltern, die Vorfahren. In der Lebensmitte ist der Mensch eigentlich ganz Gegenwart, präsent, sagt man heute, aber in dem Alter entwickeln sich eigentlich Zukunftskräfte. Ich darf hier vielleicht ganz freilassend einfügen, dass in der Anthroposophie der Gedanke wieder auftaucht, der auch uralt ist, der auch in manchen modernen Geistern der letzten Jahrhunderte immer wieder gedacht ist, die Idee, dass der Mensch eben nicht nur dieses eine Leben lebt, sondern dass er über lange Zeiträume immer wieder in solche neuen Leben einsteigt, also einen Wechsel vollzieht aus rein geistiger Existenz zu einem Geist, der im Leibe lebt: Das Thema der sogenannten wiederholten Erdenleben, ein altes Thema, ein Thema, das heute natürlich vor allem in der asiatischen Kultur immer noch sehr existent ist, dort zum Teil allerdings auch schon in einer degenerierten Weise zum Beispiel der Seelenwanderung bis in Tiere hinein und ähnliches lebt. In der Anthroposophie wird dieser Gedanke anders aufgegriffen, aber er existiert dort, jeder Mensch ist eigentlich ein Mitwanderer der gesamten Menschenevolution. Dann ist natürlich dieser Gedanke an eine Zukunft noch einmal viel aktueller, als wenn die Zukunft nur in diese Richtung gesehen wird, wie sie vor allem im Christentum im Mittelalter sehr deutlich durch die Darstellung der Jüngsten Gerichte dargestellt wurde, dass irgendwann wir diesem Engel, meistens Michael, begegnen, der dann mit der Waage uns gegenübertritt und der uns fragt: Was bringst du mit als Frucht aus deinem Leben, was wiegt diese Frucht oder was wiegt sie eben auch nicht? Dass also ein Leben aus einer geistigen Seite heraus darauf bewertet wird, was man mitbringt.

Wenn man so sagt, dass also das erste Lebensdrittel hauptsächlich der leiblichen Entwicklung dient — das ist ja auch ablesbar, darüber brauche ich jetzt gar nicht viel zu sagen, leiblich fertig ist der Mensch so etwa mit 20 oder etwas mehr Jahren — wenn man sagt, die seelische Entwicklung ist eigentlich das, was den mittleren Teil des Lebens ausmacht, eben ganz auszubilden die gesamte Emotionalität, die ein Mensch haben kann im Guten wie im Schlechten, heute sehr geprägt durch das Thema Egoismus, den man aber hier überhaupt nicht primär negativ sehen darf, sondern den man geradezu als eine Notwendigkeit sehen muss, weil der Mensch Ich-Persönlichkeit werden soll, weil er eben gerade eine ganz auf sich selbst gestellte freie Persönlichkeit werden will. Und dann dieser dritte Lebensabschnitt, der nun ganz, und das muss man heute sagen, noch sehr, sehr anfänglich, noch sehr zukünftig, der geistigen Entwicklung, dem geistigen Mündigwerden dienen soll. Es gehört für mich zu den ganz zentralen Begegnungen mit der Anthroposophie, dass Rudolf Steiner in der "Philosophie der Freiheit" — das ist seine philosophische Begründung der Anthroposophie — ausspricht: Das Ziel der heutigen Entwicklung ist der freie, auf sich selbst gegründete Mensch, also der, der wirklich im umfassenden Sinne gerade auch geistig frei und unabhängig wird. Und Sie können ungeheuer viele Phänomene unserer Zeit finden, die bestätigen, dass die Tendenz da ist, dass einerseits z. B. diese ganze immer größere Unabhängigkeit von der Bevormundung irgendwelcher Kirchen heute mehr als deutlich ist, auch bis in die Schulen, bis in die Pädagogik hinein. Die ganze Pädagogik ist heute fast ein Experimentierfeld geworden, weil man keine klaren Gesetzmäßigkeiten mehr anerkennt — und auf der anderen Seite eine ungeheure Intention von einer Macht — man muss hier von Macht sprechen — den Menschen in dieser Weise nicht geistig unabhängig werden zu lassen, sondern ihn in intensiver Weise geistig zu bevormunden. Und einer der zentralen Bereiche unseres Lebens heute, wo das geprägt, geübt wird, ist der, den wir heute die Medienlandschaft nennen. An keiner Stelle wird der Mensch so infiltrativ bevormundet wie durch das, was man heute moderne Medien nennt, und es ist schon immer wieder erschreckend, wie sehr sich der moderne Mensch auch an dieser Stelle immer noch bevormunden lässt, also so ein Wort: "Aber es stand doch in der Zeitung", und dann wird vorausgesetzt, dass es wahr ist, das kann man ja heute auch von anscheinend ganz vernünftigen Menschen hören.

Ich möchte einen ganz kleinen Aspekt aus dieser Entwicklung dieses In-das-freie-Geistige-Gehens herausnehmen, der jetzt beispielhaft deutlich machen möchte, was eigentlich gemeint ist mit einer solchen im Alter sich unabhängig machenden geistigen Entwicklung. Ich möchte das tun an drei Schritten, die jeder Mensch aus meiner Sicht vollziehen müsste, um in der richtigen Weise — und zu dieser richtigen Weise könnte der Arzt ja auch sagen: um in gesunder Weise — alt zu werden. Vielleicht muss ich dem eine Grundgesetzmäßigkeit vorausschicken, die für sich selbst zu realisieren schon allein sehr schwierig ist. Es ist nämlich eine Grundgesetzmäßigkeit, dass sich der Mensch von diesem Abschnitt, sagen wir Mitte der 40er Jahre an, von seinem Leib tendenziell wieder unabhängiger macht. Das Geistige steht ja an sich in einem gewissen Widerspruch zum Leiblichen, das Leibliche hat eben ganz strenge gesetzmäßige Bedingungen — im Geistigen herrscht sozusagen der Künstler, der Spieltrieb hat es Schiller einmal genannt, der sozusagen gestalten möchte, der alles immer wieder neu gestalten oder verändern möchte. Dieses Sich-vom-Leib-unabhängig-Machen ist außerordentlich mühsam, ich nenne nur das eine Beispiel, das jeder sofort nachvollziehen kann, wenn man z. B. in diesem Lebensabschnitt sich vornimmt, sich von bestimmten Gewohnheiten unabhängig zu machen. Das muss gar nicht gleich das Rauchen sein, weil das natürlich besonders gern zitiert wird, es können viele, erstaunlich viele Themen sein, die leiblich geprägt sind und uns zwingen, geradezu zwanghaft an bestimmten Tätigkeiten festzuhalten. Und jeder, der auch nur versucht hat, eine solche Gewohnheit abzulegen, die manchmal pathologisch schon Tics sein können, der weiß, wie außerordentlich schwierig das ist. Der erste Schritt, den man eigentlich tut, wenn man in dieses Alter eintritt und sich jetzt in diese Unabhängigkeit vom Leiblichen her bewegen will, ist die Ausbildung von Mut. Das war eine für mich außerordentlich wichtige Entdeckung, weil damit auch verbunden ist, was der Arzt in seinem täglichen Beruf erlebt, diese Frage persönlichen Muts, in das Schicksal eines anderen Menschen einzugreifen. Das tut der Arzt ja ständig. Und Sie wissen, dass sogar bis ins Juristische hinein der Arzt im Grunde genommen ständig Körperverletzungen vollzieht, juristisch gesehen ist das ganz eindeutig so, das wird nur aufgehoben und nicht strafrechtlich verfolgt, weil sozusagen in einer Art Vertrag zwischen dem Patienten und dem Arzt eben diese Tatsache vereinbart ist. Die ist nicht so vereinbart, wie sie heute manchmal in der modernen Medizin ausgelegt wird, dass, wenn der Patient dabei zu Schaden kommt, es immer sein Problem ist. Gerade da ist Amerika auch schon wieder um Jahrzehnte voraus, dort kann ein Arzt eigentlich fast gar nicht mehr behandeln, ohne dass nicht sofort Juristen da sind, die daraus Kapital für den Patienten schlagen. Das ist hier in Deutschland gottseidank noch anders, und trotzdem ist der Patient auch da kritischer geworden. Diese Mutseite hat mich oft bewegt und gerade, weil ich mit Chir-urgie angefangen hatte, ehe ich danach Internist wurde. Das kann ich einfach jetzt so einem Auditorium sagen, das kann kaum einer von Ihnen nachvollziehen, was es doch für innere Entschlüsse und auch Überwindung bedeutet, in so einen Leib eines anderen Menschen mit dem Messer hineinzuschneiden. Das hört sich so einfach an, und das kann — das darf zwar nicht, aber das kann — sogar Routine werden, aber in Wirklichkeit müsste es jedesmal neu sozusagen ein innerer Entschluss sein, es wirklich zu tun aus dem Bewusstsein, so und nicht anders dem Menschen jetzt helfen zu wollen und helfen zu müssen. Und das ist so, das war mir sehr früh bewusst, dazu gehört Mut. Es gehört eben auch Mut dazu, ganz bestimmte Entscheidungen zu treffen. Eine der schwierigsten Fragen, die heute vor allem auch mit dem Alter zusammenhängen, ist die Frage des Mutes, einen Menschen auch sterben zu lassen. Das ist eine ganz umstrittene und

heikle Thematik, die die Medizin derzeit verhältnismäßig einfach löst, indem sie an sich Sterben nicht gestattet.
Sie ahnen gar nicht, mit welcher Akribie Menschen heute am Sterben gehindert werden. Das sind nicht nur die Intensivstationen, da gibt es ganz andere Möglichkeiten, die Menschen sozusagen nicht sterben zu lassen. Es ist wirklich ein größerer Mut erforderlich, in einer bestimmten Lebenssituation zu sagen: dieser Mensch hat ein Recht jetzt auf seinen Tod, als sich in einen großen Aktionismus zur Lebenserhaltung zu stürzen. Diese Mutfrage war mir eine ganz wichtige, wobei ich schon angefangen habe deutlich zu machen, dass dies kein allgemeiner Mut ist. Auch ein Fünfzehnjähriger kann sehr mutig sein, indem er z. B. zum erstenmal im Schwimmbad von einem Fünf-Meter-Turm springt. Das kann eine andere Form von Mut sein, als was ich meine; ich meine tatsächlich mit dem, was man ausbilden muss spätestens ab dem 40. Lebensjahr dieses, was ich Entscheidungsmut nennen möchte. Und ich muss hier etwas sagen, was vielleicht für manchen eine ihm längst bekannte Wahrheit und Tatsache ist, für manchen vielleicht überraschend klingt oder

nachdenkenswert wird: echte Entscheidungen, die ein Mensch trifft, sind immer so, dass man nicht weiß, was daraus wird. Alles, was sozusagen berechenbar ist, so dass man es macht und dann geschieht etwas ganz Bestimmtes, hat mit Entscheidungen gar nichts zu tun. Entscheidung ist immer, sich in die Ungewissheit einer Zukunft hinein zu entschließen. Und das erfordert Mut. Ich denke, es ist gerade ein Phänomen unserer Gesellschaft, die nicht positiv auf das Alter schauen will, dass sie diese Art von Entscheidungsmut nicht mehr lebt. Das ist etwas, was wir von Tag zu Tag, von Jahr zu Jahr mehr beklagen in all den sogenannten öffentlichen Instanzen, ob wir sie jetzt Politik, Bürokratie oder wie auch immer nennen — dass gerade — wir nennen das Stichwort der Behörden, aber das ist in der Industrie nicht anders, das ist in den Schulen nicht anders — Sie finden immer weniger den Menschen, der bereit ist, eine Entscheidung in etwas Ungewisses zu treffen, weil damit verbunden nämlich etwas hinzukommt, ein Wort, das heute kaum gebraucht wird, dass man nämlich in dem Moment dieser Entscheidung Verantwortung übernimmt! Das ist die eigentliche Mutfrage. Und Verantwortung ist etwas, ein Wort, das, wenn man dem immer mehr nachlauscht, was es eigentlich bedeutet, das gar nicht nur diese juristische Seite hat, sondern das vielleicht noch eine ganz andere Seite hat. Ich möchte sie mit etwas benennen, was jeder kennt — wer das nicht kennt, müsste schon sehr, sehr weit vom eigentlichen Menschen weg sein — nämlich das, was wir die Stimme des Gewissens nennen, dass Verantwortung immer auch davon berührt wird: was sagt mein Gewissen dazu? Dass man unter Umständen sogar sich noch in höherer Weise verantworten muss. Das betrifft dann einen Bereich, wo jeder nur für sich selber entscheiden kann, nämlich die Frage: kann ich für mich akzeptieren oder bin ich sicher oder kann ich gar nicht ohne diese innere Gewissheit leben, dass es außer mir noch eine andere Form geistiger Existenz gibt, das, was man immer göttliche Welt genannt hat, die in irgendeiner Weise mit mir kommuniziert und der gegenüber ich mich wie in diesem alten Bild des Engels mit der Waage auch zu verantworten habe. Das ist die Dimension über mir. Aber wenn man vom Gewissen her fragt, ist es die eigene innere Instanz, diese menschliche Instanz in mir, die jedes, was

ich da tue, eben schon wägt. Und wenn Sie darauf einmal achten — und das kann ich nun gerade aus meinem Lebensfeld der Medizin sagen — : Ich sage Ihnen uneingeschränkt, unendlich vieles aus dieser Medizin wird nur gemacht, um nicht in diesen Bereich der Verantwortung zu kommen. Untersuchungen, Eingriffe, einfach nur, man nennt das heute zum Teil schon Abwehrstrategie, damit eben nicht hinterher jemand kommen und sagen kann: Du hättest das aber doch machen müssen. Der wirklich gute Arzt muss heute quasi mit einem Bein ständig im Gerichtssaal stehen in der Frage, ob eben die heutige juristische Instanz das noch als gerechtfertigt im Sinne für diesen anderen Menschen sieht oder nicht, aber die meisten Ärzte entziehen sich dieser Verantwortung, indem sie sich einfach in das System ergeben, in dem der Überaktionismus einfach sanktioniert und gerechtfertigt wird.
Ein zweiter Schritt, den jeder tun muss, der in der richtigen Weise alt werden will, und das heißt jetzt für uns gemeinsam heute Abend: In diese geistige Freiheit kommen will, das ist das Ausbilden von **Gelassenheit.** Das ist eine vielleicht erstaunliche Aussage, zum einen, weil das Leben

in Gelassenheit überhaupt nicht in Erscheinung tritt. Wo ist denn ein, sagen wir, 50jähriger Mensch, von dem etwas abströmt, was ich jetzt ganz einfach einmal Ruhe nennen möchte? Das ist doch heute gerade der Lebenszeitraum, der am allermeisten gespickt ist von dem Stolz des übervollen Terminkalenders. Es ist ja interessant, wie man heute überhaupt keine menschliche Begegnung mehr haben kann, ohne dass nicht Terminkalender gezückt werden, das kennen Sie sicher alle. Und geradezu eigentlich erst ein Mensch dieses Alters zu sein, wenn man voll in der Hektik des Managements, wie man das heute auch nennt, eingebunden ist, das wird doch fast als ideal angesehen oder zumindest ist es selbstverständliche Alltäglichkeit. Und jetzt kommt einer und sagt: das ist eigentlich ein Lebensabschnitt, so zwischen 50 und Mitte 50, da muss ein Mensch so etwas werden wie dieses Bild, das ich da immer gerne verwende, eines Felsens in der Brandung. Der muss eigentlich so dastehen, dass um ihn herum das ganze bewegte Leben sein kann, aber er eigentlich standhält, und dass von ihm so etwas wie eine große Ruhe ausgeht. Er muss gar nichts tun, er bildet seelisch Ruhe. Man kann das sogar auch noch etwas anders nennen. Aus dieser Gelassenheit heraus, die ein aktiver Vorgang ist, die eben nicht einfach nur ein Abschalten oder ein Einschlafen ist, sondern ein höchst aktiver Zustand von Ruhe, kann man z. B. heute in die Übungswelt der Meditation gehen, die eine solche aktive Ruhe schafft. Es entsteht seelischer Raum, in den hinein sich andere entwickeln können. Früher, in einer anderen Zeit, existierten viel mehr solcher älteren Menschen, die im Handwerk z. B. Meister genannt wurden, deren Ziel nicht mehr so sehr war, aktiv alles selber zu gestalten, sondern mehr und mehr Vorbild zu werden, damit Jüngere an ihnen die eigene Gestaltungskunst lernen konnten.

Das hieße also, Gelassenheit setzt auch voraus, sich selbst in seinem Ego ein Stück zurückzunehmen und mehr Platz zu machen für die anderen. Ich denke, dass das ein schwieriger Gedanke ist, ein Gedanke, dem man sicher viel nachlauschen, viel nachdenken muss, um sich überhaupt mit ihm auseinanderzusetzen. Aber ich schildere Ihnen eben solche bestimmten Schritte, die für mich so etwas wie Gesetzmäßigkeit bekommen haben in der Form, wie ein moderner Mensch dieses aus-

klingenden Jahrhunderts in der richtigen Weise die Biographie seines eigenen Lebens ergreifen lernt.
Und ein dritter solcher Schritt — da kommt wieder ein Wort, das Sie gut kennen, das aus der alten Zeit stammt — ist dann das Ausbilden von **Weisheit.** Weisheit ist ausgesprochen schwer zu definieren. Das Entscheidende daran ist sicher, dass das Wort abstammt von Wissen, dass man Weisheit nicht in irgendeiner Form bekommt, weil das von oben in einen hineinträufelt, sondern, dass Weisheit überhaupt nur persönlich ausgebildet werden kann dadurch, dass man sich im Leben ungeheuer viel Wissen erworben hat. Man wird allerdings merken, jeder von Ihnen wird merken, dass das ein Wissen ist, das anders sein muß als computerartig, dass das ein Wissen ist, welches ich nennen möchte Herzenswissen, also ein Wissen, das auch ganz vom Gefühl getragen ist, das auch ein Stück mit dieser ganzen Bereitschaft lebt, für den anderen da zu sein. Weisheit war eigentlich immer das Ziel des Alters in allen Kulturen. Wenn Sie zurückschauen, gehört das dazu, auf diesen weise werdenden Menschen zu blicken. Und es war mir ein sehr eindrückliches

Erlebnis, als der Ihnen sicher auch gut bekannte Schauspieler, vor allem durch den Film ja sehr bekanntgewordene Curt Jürgens mit etwa 60 Jahren seine Biographie veröffentlichte mit dem Titel: "60 Jahre und kein bisschen weise".
Damit brachte er zum Ausdruck diese moderne Haltung: Du bist eben nur ein richtig 60jähriger, wenn Du noch genauso jung und blöd bist wie mit 20. Man muss das mal so direkt sagen. Nichts gegen die 20jährigen bitte, aber in einer gewissen Weise sozusagen ist es doch ein Armutszeugnis, ist es doch eine Bankrotterklärung, wenn ein 60jähriger einfach von sich selber sagt: kein bisschen weise, das heißt, ich habe eigentlich nichts hinzugelernt. Hier taucht noch ein Wort auf, das eben auch in unserer Zeit nichts gilt, deshalb, weil es in der Wissenschaft nichts gilt, und die Zeit wird dominiert von der Wissenschaft, das ist das Wort "Erfahrung". Sehen Sie, in der Medizin wird z. B. neben dieser Wissenschaftsmedizin, die unsere Universität lehrt, irgendwo in Nebenräume, die nennt man dann Außenseiter, die Erfahrungsmedizin gestellt. Was ist das für eine Schizophrenie, sich vorzustellen, eine Medizin könnte außerhalb von Erfahrung überhaupt leben? Wer

möchte nicht, jeder einzelne von Ihnen, lieber zu einem erfahrenen Arzt gehen als zu einem reinen Wissenschaftler, der nichts weiß, denn das ist ja oft so, dass ein Wissenschaftler vom Menschen überhaupt nichts weiß. Er kann allerdings eine Weltkoryphäe sein, und er weiß z. B. alles über die letzten zehn Zentimeter unseres Darms. Das gibt es wirklich, das ist kein Witz, das sind Proktologen, und die können auf Weltkongresse reisen und wichtige Vorträge halten, aber fragen Sie die einmal nach einer banalen Lungenentzündung, dann sind sie hilflos, weil das mit den letzten 10 Zentimetern Darm ja nichts mehr zu tun hat. Alles das, was man Spezialistentum nennt, ist ja lange auch selbstkritisch Fachidiotentum genannt worden. Und das stimmt sogar ein bisschen.

Weisheit setzt Erfahrung voraus. Und ich möchte es noch deutlicher sagen, um dieses Computerwissen davon zu unterscheiden: Erfahrung, ich möchte sie nennen durchlebte Erfahrung, Erfahrung, die man wirklich am eigenen Leib gemacht hat, die man mit eigener Seele gemacht hat und die man auch mit eigenem Geist durchdrungen hat.

Das sind eigentlich die drei Themen, die eben in

einem ganz großen Zusammenhang Voraussetzung sind, Übungsfelder sind, um in einer richtigen Weise alt zu werden. Und alle setzen voraus, sich ein Stück weit vom Leiblichen, von den leiblichen Bedingungen unabhängiger zu machen. Früher konnte man z. B. Eremit werden, diese wunderbare Gestalt, die jetzt in der Vorosterzeit wieder in unser Blickfeld kommen kann als Gurnemanz im "Parsifal". Das ist so ein Urbild eines weisen Alten, aber der ist nicht älter als Mitte 50, er hat sich nur geleistet damals, in seiner Entwicklung diesen Schritt aus der Welt zu tun, um ganz dem zu leben, Gefäß der Weisheit zu werden, um Jüngere zu lehren, um "Meister" zu sein. So ein Meister war beispielsweise auch Christoph Friedrich Oetinger, der ja nun ein Schwabe war im besten Sinne, und viele solcher Menschen kamen aus dem Schwabentum. Sie kennen vielleicht diesen wunderbaren Spruch von ihm, den ich auch gern zitieren möchte und der das — ich bin sehr viel später erst darauf gestoßen, nachdem ich dieses alles so in der Art ausgearbeitet hatte, und dann fand ich ihn einmal in einem Raum hängen und habe ihn allmählich erst in der richtigen Form bei Oetinger auch gefunden — Oetinger, der also im 18. Jahrhundert lebte und hier in der Nähe im Kloster Murrhardt dann die wesentliche Zeit gelebt und gelehrt hat, der hat einmal gesagt:

Gott gebe mir den Mut, das zu ändern,
was ich ändern kann;
die Gelassenheit, das hinzunehmen,
was ich nicht ändern kann,
und die Weisheit, das eine von dem anderen
zu unterscheiden.

Vielleicht ist es mir gelungen, Sie ein wenig hineinzunehmen in das, was ich dargestellt habe und was jetzt wie in dieser Spruchform von Oetinger kulminiert als das, was ich einmal Inhalt und Frucht eines richtigen Alters nennen möchte. Nun ist das natürlich nicht immer so leicht, wir sind nicht alle Oetingers, wir sind auch nicht alle Gurnemanz, wir sind halt wir mit all unseren Alltäglichkeiten. Und da gibt es dann plötzlich Elemente, die in unser Leben hineingelegt werden, über die wir im allgemeinen zunächst immer sehr ärgerlich sind und die trotzdem — ich möchte sie heute so nennen, das ist für mich heute eine ärztliche Überzeugung — die Erzieher für uns sein können, um in der richtigen Weise alt zu werden. Und das sind Krankheiten, Alterskrankheiten. Eine typische Form ist eben z. B. der Herzinfarkt. Ich kann jetzt natürlich gar nicht über die Fülle der Möglichkeiten von Alterskrankheiten sprechen, aber ich möchte dieses eine Bild herausnehmen, dass der Herzinfarkt ja auftritt als eine eruptive Sichtbarmachung eines hart gewordenen Herzens. Ich sage das bewusst jetzt so laienhaft, damit Sie gleich die Verbindung merken einer mehr ganzheitlich orientierten Medizin, die nun eben nicht nur davon spricht, dass die Herzkranzgefäße sklerotisch werden — das werden sie, und das ist faktisch auch richtig — sondern dass das Ganze ein Krankheitsbild ist, das wir noch vor 30 Jahren in der normalen Medizin, in der Universitätsmedizin, als ich damals lernte, das sklerotische Herzleiden genannt haben, einfach das Hartwerden des Herzens. Das ist es auch. Wenn man in diesem Zusammenhang das Wort aus dem "Kleinen Prinzen" von Exupéry hinzunimmt, dass man eben nicht mit den Augen das Wesentliche sieht, sondern nur mit dem Herzen gut sieht, dann wird der, der dieses Wort kennt, verstehen, was es bedeutet, wenn ein Mensch —und nehmen Sie das jetzt ganz umfassend bis ins Organische hinein, aber, auch gerade bis ins Seelische hinein — hartherzig wird. Diese ganze Vorgeschichte eines Herzinfarktes ist im Grunde genommen eigentlich die Geschichte des immer mehr sich selber Isolierens, des immer mehr Weiterlebens eines früher einmal berechtigten Egoismus, also einer ganz immer nur sich selber lebenden Existenz und der verpaßten Notwendigkeit, umzulenken durch den Eintritt in den dritten Lebensabschnitt unserer Biographie von dem reinen Ich wieder hin zum Wir. Also dem, was ich vorhin nannte Entscheidungsmut für andere, Gelassenheit, um Ruhe und Raum für die Entwicklung anderer zu schaffen, bis hin zur Weisheit des Lehrers, des Meisters. Und das Interessante am Herzinfarkt ist, wenn er auftritt, ist er eigentlich immer so etwas wie ein innerer Befreiungsakt, um aus dieser Situation herauszukommen. Und jeder Mensch, der einen Herzinfarkt erleidet, muss einen Arzt finden, der ihm sagt: Schau auf diese Situation, schau zurück auf das, woraus sie eigentlich entstanden ist, warum sie dich betrifft, und welche Antwort du auf diese

Situation geben musst, um wieder gesund zu werden. Und die Antwort wird immer einschließen, dass man Dinge ändern muss. Die Tendenz der modernen Medizin ist, ganz schnell den Menschen wieder in seine alten Verhältnisse zurückzuführen, und das natürlich mit dem Kunstgriff vieler, sehr starker Arzneimittel. Unsere Vorstellung ist, wer überhaupt in eine solche Situation des Herzinfarkts kommt, der muss mit uns gemeinsam finden, was in seinem Leben so einseitig geworden ist, dass diese Krankheit auftritt, und was er daran ändern kann. Und es ist jetzt wichtig, dass Sie genau zugehört haben: Er muss es mit unserer Hilfe finden. Es ist nicht unsere Aufgabe, ihm zu sagen, welchen Weg er einschlagen soll, womöglich gar mit einem moralischen Imperativ oder mit einem erhobenen Zeigefinger. Das kann ich überhaupt nur mir selbst gegenüber tun, und da hätte ich sicher genügend Anlässe. Und trotzdem darf ich ihm im Sinne des Gesprächspartners zur Verfügung stehen, in diese Fragehaltung zu kommen und ihn seine Antwort zu finden zu lassen. Ich kann Ihnen sagen, dass wir ungeheuer viele hochinteressante biographische Erlebnisse gemacht haben, wenn man

Menschen, die einen Herzinfarkt gehabt haben, in dieser Form begegnet. Der Herzinfarkt ist Chance, ist eigentlich wie ein innerer Notschrei und zugleich so etwas wie die Möglichkeit für einen Neubeginn.

Und so sehe ich überhaupt die Krankheiten, die im Alter auftreten, die auf vielfältige Art diese Verhärtungstendenzen haben — ob das nun Arthrosen sind oder ob das bestimmte Formen von Gefäßverkalkungen im Bereich des Leibes bis zum Gehirn hin sind, alles Dinge, die eigentlich in diese Richtung gehen, dass sich das Seelische und Geistige vom Leib nicht unabhängig gemacht haben, sondern sich viel zu sehr miteinander durchdringen — als Chancen, ein anderes seelisch-geistiges Verhältnis zu dem eigenen Leib zu begründen, ihm gegenüber — der störrischer geworden ist — unabhängig zu werden.

Oder die andere große Seite Alterskrankheiten, die Geschwulstkrankheiten, und damit meine ich jetzt nicht so sehr die Krebskrankheit, das wäre noch ein ganz eigenes Thema, sondern zunächst mehr die gutartigen Geschwulstbildungen, nennen wir sie Muskelgeschwülste der Gebärmutter oder die für fast jeden Mann typisch werdende Geschwulstbildung der Vorsteherdrüse, also solche Vorgänge, die sich da entwickeln und die Ausdruck sind dafür, dass sich ein Missverhältnis gebildet hat zwischen dem, was seelisch-geistige Entwicklung unabhängig vom Leibe ist oder was seelisch-geistige Stagnation durch Dominanz des Leiblichen ist. Das sind jetzt nur Andeutungen, das ist etwas, wo ich Sie ein Stück im Stich lasse einfach aus der Zeitsituation eines solchen Vortrages heraus, wo man nacharbeiten muss, wo man vielleicht auch nachlesen kann, was damit gemeint ist.* Ich möchte nur deutlich machen, dass wir in dieser ganz anderen Art, auf das Alter zu blicken, auch die Alterskrankheiten einbeziehen müssen, dass da Situationen auftreten, die wir überhaupt nicht als negativ sehen dürfen, und die wir schon gar nicht im Sinne der Reparatur sehen dürfen, dass man nämlich das Alte möglichst sofort wiederherstellt, sondern die jedesmal eine Art von Herausforderung sind, Frage sind: was kannst oder musst du im Leben anders machen?

Nun ist das ja sehr schwierig, wenn man erst bis

* Z. B. "Alterssprechstunde" (V. Fintelmann, Urachhaus Verlag 2005).

zum Herzinfarkt gekommen ist. Im idealen Sinne sollte man es gar nicht erst dahin kommen lassen. Und es mag ja auch in der Zukunft irgendwann Ärzte geben, die wieder das lernen, was ein altes Mysterienwort der Heilmysterien einmal war, das auch heute noch in unsere moderne Zeit transferiert ist, das man kennt, aber nach dem man überhaupt nicht lebt, nämlich das alte Wort: Vorbeugen ist besser als Heilen.
Heute nennt man das auch Prävention, das klingt ja auch viel wissenschaftlicher. Neuerdings unter dem Kostendruck ist auch Prävention, vor allem Selbstprävention wieder sehr groß geschrieben, aber ernsthaft propagiert oder gar gelebt wird es ja überhaupt nicht.

Wie könnte auch der Staat auf die Tabak- und Alkoholsteuer beispielsweise verzichten, wo er sowieso schon in dieser Verschuldung lebt? Also von dieser Seite her muss man geradezu das Krankwerden weiterhin fördern. Das ist nur ein Beispiel, das Autofahren könnte man auch nennen und anderes. Ich fand es sehr interessant, auf ein spanisches Sprichwort zu stoßen, und Sprichworte sind meistens alt, sie stammen aus einer Zeit, wo

die Menschen noch ein bisschen weiser waren, als wir es heute sind. Dieses Wort finde ich es deshalb so schön, weil es auch mein Thema charakterisiert: "Wenn du sehr alt werden willst, musst du beizeiten anfangen." Spanisch, wohlgemerkt, es könnte auch schwäbisch sein. Sie sehen, das ist auch so etwas, warum dieses Thema im Grunde auch den Zwanzigjährigen schon interessieren könnte, einerseits um seine Alten zu verstehen, aber andererseits auch, um für sich selbst rechtzeitig das Richtige zu tun.
Rudolf Steiner hat das ganz anders ausgedrückt, ein Wort, das mir auch sehr, sehr wichtig geworden ist, das er einmal im Zusammenhang mit der Erziehungsfrage des Kindes sagte: "Wer in der Kindheit nicht beten lernt, kann im Alter nicht segnen." Also, da sehen Sie, wie sehr früh das gesetzt wird, und da kann man auch Parallelen zu der modernen Psychologie finden, die ja viele Krankheiten, die beim Erwachsenen oder im Alter auftreten, auf die Kindheit zurückführen, oft heute natürlich in dieser wunderbaren Art der Schuldzuweisung. Wie viele Patienten kennen wir, die alle ihre Krankheiten natürlich nur ihren Eltern, der Umwelt, dem Lehrer usw. zu verdan-

ken haben, denn das ist billig, da braucht man selber nichts zu tun. Dass bei dem gleichen Lehrer andere waren oder dass Geschwister da sind, die das alles nicht haben bei den gleichen Eltern, bei dem gleichen Lehrer, das wird dann oft gar nicht gesehen. Also insofern denke ich, ist das, was ich jetzt dargestellt habe, eigentlich nicht unabhängig zu sehen von den Lebensabschnitten, die vorher geschehen, und ganz viele Dinge, die heute im Alter für uns lastend sind, sind in der Tat Kindheitssünden, wobei in der Kindheit für den Menschen tatsächlich das Problem der Abhängigkeit existiert, und deshalb brauchen wir auch mehr und mehr ein Stück den weisen Alten, der dafür sorgt, dass die zukünftige Generation, die jetzt Kind oder Jugendlicher ist, in der richtigen Weise aufwächst. Das war einmal die wunderbare Funktion von Großeltern. Großeltern, die z. B. nicht in der gleichen Weise konsequent und streng erziehen mussten wie die Eltern, sondern die das viel mehr aus einer richtigen Liebe heraus tun konnten und vor allem aus Vorbild. Und es gibt noch diese Erlebnisse — ich selber durfte sie auch noch haben — wie ein Kind in diesen Ruheschoß einer Großmutter flüchten kann und ganz darin geborgen sein kann aus irgendeinem Kummer, den es gerade erlebt hat. Die Großmutter muss vielleicht gar nichts sagen. Die streicht vielleicht über das Haar, selbst das müsste sie noch nicht einmal tun. Die Großmutter selbst ist sozusagen dieser Born, in dem das Kind sich dann gesundweint. Und wenn Sie heute erleben müssen, wie entweder Großeltern deshalb nicht existieren, weil sie Terminkalender haben, oder deshalb nicht existieren, weil für sie kein Platz ist, dann sehen Sie, dass natürlich für Generationen von Menschen, die einmal später alt sein werden, heute ein ganz wichtiges Element fehlt. Das ist jetzt nicht bei jedem und überall so, aber es ist doch sehr häufig. Wobei ich besonders den Schwerpunkt sehe in dem Problem, dass Großeltern eben nicht wirklich Großeltern sind, dass sie eben z. B. dieses Element einer Ruhe, einer Lebenserfahrung gar nicht abstrahlen, einer Gelassenheit, wie sie ein Kind als Vorbild dann an solchen Großeltern sucht.

Man könnte viele, viele weitere Elemente schildern, ich möchte ein letztes noch aufgreifen. Wenn man noch ein besonderes, ich nenne es jetzt manchmal Zauberwort, eine Empfehlung sagen möchte für denjenigen, der die Kunst lernen möchte, richtig alt zu werden, dann möchte ich dieses Zauberwort "Bewegung" nennen. Eines der wichtigsten Elemente für den älter werdenden Menschen ist das richtige Maß an Bewegung. Und damit ist die Polarität von innerer und äußerer Bewegung gemeint. Ich möchte das charakterisieren z. B. an dem Element der Ernährung. Ernährung ist eine Bewegungsfrage. Sie müssten sich einmal wieder mutig in die Physiologie der Verdauung begeben, um zu wissen, was da an Bewegung geschieht, wenn man sich richtig ernährt. Das fängt natürlich mit dem Kauen an, das ist noch einigermaßen bekannt, aber Sie wissen, dass heute manche Menschen auf den Stand einer Schlingpflanze degeneriert sind, die benutzen ihre Zähne gar nicht mehr, um zu kauen, sondern man hat das Gefühl, sie schlucken nur noch. Das kann man mit bestimmten vorgekauten Elementen einer fast-food-Kette ja auch wunderbar machen. Mein Vater — der war allerdings Preuße, muss ich dazu sagen, der war nicht Schwabe — war noch der Meinung, man müsse für jeden Zahn einmal kauen. Und hätten Sie noch 32, aber selbst wenn Sie nur 28 hätten, das ist mühsam, das tut man gar nicht. Es ist vielleicht auch nicht ganz so extrem notwendig. Aber wenn Sie dann noch tiefer hereingingen, was jetzt schon in der Speiseröhre geschieht, was im Magen geschieht, was vor allem in den Verdauungssäften geschieht, das sind ungeheure Bewegungselemente, die wir — und das ist eines der erstaunlichsten Phänomene, über das man gar nicht genug staunen kann — normalerweise, wenn wir gesund sind, noch nicht einmal wahrnehmen. Wenn wir wirklich erleben würden, was in so einer Verdauung geschieht, wir würden verrückt werden! Das rasselt, das prasselt, das knurrt, das sprudelt unglaublich. Manchmal erlebt man das ja andeutungsweise, meistens in ganz stillen Augenblicken eines Konzerts, wo man dann sehr peinlich berührt schaut, ob das die Nachbarn gemerkt haben, dass man selber der Verursacher war — also, diese Elemente kennen Sie. Aber normalerweise kennt man sie ja gar nicht. Das sind Aber- und Aberliter von Flüssigkeiten, die da strömen. Und wenn Sie je — das habe ich nun als Arzt natürlich können — sehen, wie sich so ein Darm bewegt: das ist eine ruhelose, endlose, immer weitergehende Bewegung, die ist eigentlich nur vergleichbar zum Beispiel mit dem, was Meere als Flut- und Ebbe-Bewegung oder als Wellenbewegung haben, also eine unglaubliche, unaufhörliche Bewegung. Das setzt aber eine Ernährung voraus, die auch diese Bewegung notwendig macht. Das muss nicht nur Rohkost sein, es kann auch ein Element die Rohkost sein, aber es hat schon etwas zu tun mit diesem allgemeinen Begriff, den wir heute gerne auch Vollwertkost nennen, also da muss man eben auch wirklich etwas zu kauen und zu verdauen haben.

Es gibt noch ein anderes Element Bewegung, das möchte ich nun viel mehr auf die seelische Seite tun, das andere war jetzt eine leibliche Seite mit der Ernährung: die Begeisterung. Man kann sich nicht für etwas begeistern, ohne in innere Bewegung zu geraten. Und es gehört eben zu den ganz entsetzlichen Phänomenen moderner Menschen, und dazu müssen Sie sich eben im Augenblick auch ein bisschen zählen, dass man sich nicht mehr begeistern kann. Vielleicht noch in Fußballstadien, das ist also noch eine bedingte Form der Begeisterung, man könnte das aber auch anders nennen. Aber sich wirklich einmal für eine Sache so richtig begeistern zu können, dass man vielleicht

sogar schwitzt, dass man Herzklopfen kriegt und alle diese Elemente, das ist ja heute eigentlich nicht “in”. Der wirklich moderne Mensch, der Camel raucht und die richtigen Jeans trägt, ist cool. Und wer das nicht ist, der ist doch falsch in dieser heutigen Zeit. Wer kann es sich also noch leisten, überhaupt begeistert zu sein? Ich hoffe, dass viele unter Ihnen überhaupt Begeisterung kennen und deshalb wissen: Das ist eines der verjüngendsten Elemente, die es überhaupt gibt. Deshalb könnte man Alter auch einmal ganz negativ definieren: Man ist in dem Moment alt, wo man nicht mehr lernen will. Lernen hat immer, entschuldigen Sie, wenn das auch in den Schulen heute wenig in Erscheinung tritt, mit Begeisterung zu tun. Eine wirkliche Schule, die richtig ist, müsste so sein, dass die Schüler geradezu gerne und mit Begeisterung in diese Schule gehen. Dass das heute wenig der Fall ist, weiß ich auch. Auch Waldorfschulen machen da nicht immer eine Ausnahme. Begeisterung ist aber ein ganz wichtiges Element der gesunden Bewegung.
Und ein drittes ganz eigenes, vielleicht von Ihnen nicht so leicht nachvollziehbares Element der Bewegung, das ist für mich die Erleuchtung. Die

setzt etwas voraus, was vielleicht zunächst — ich sage das so ein bisschen ironisch — heute auch gar nicht gelebt oder erlebt wird, die setzt nämlich Bewegung im Denken voraus. Und das ist eines der für mich zentralen Elemente, warum ich so dankbar bin, in meinem Leben der Anthroposophie begegnet zu sein, weil Steiner uns aufmerksam macht: Der moderne Mensch hat seinen Ursprung des Erkennens im Denken. Das Denken ist vielleicht das spezifischst Menschliche überhaupt. Und wer einmal Denkbewegungen so erlebt, dass in ihm eine plötzliche Erleuchtung eines Lebenszusammenhangs, eines Weltzusammenhangs, eines Wissenszusammenhangs auftritt, der weiß, dass das Sternstunden im Leben sind. Es ist interessant, dass in diesem, was ich darstelle, zwei andere Elemente noch auftauchen, die ganz viel mit der Gesundheit überhaupt zu tun haben, die Elemente Wärme und Licht. Begeisterung ist immer mit Wärme verbunden. Man kann sich eben, wie gesagt, überhaupt nicht begeistern, wenn man cool bleibt, sondern man muss dabei warm werden. Und Erleuchtung trägt in sich schon das Wort Licht. Es ist beglückend, dass einem solch eine Erkenntnis aufgeht durch die eigene Denkbewegung, hier könnte man ruhig auch einmal sagen: Denkanstrengung. Aber auch hier sind wir heute normalerweise fast-food-Leute. Wir lassen gern für uns denken, weil das viel bequemer ist. Ein Berliner Kabarettist — und ich hoffe, das verstehen die Schwaben auch — hat einmal so schön gedichtet: Ja die Menschen lieben's Schema, denn das Schema ist bequema. Und wenn Sie einmal darauf schauen, was in unserem Leben alles schematisiert wird, damit wir ja nicht in die Versuchung kommen zu denken, z. B. wie man gerne das Dach seines Hauses hätte — das können Sie zwar tun, aber dann kommen Sie auf die Baubehörde, und da wird gesagt: Das gibt's nicht, bei uns ist hier Standard das DIN-Dach, und anders darf das nicht sein. Das ist jetzt ein grobes Bild für die vielen Feinstheiten des täglichen Lebens, wo wir Menschen ständig vorgedacht schematisiert werden. Und ein Stück bedeutet gesund alt werden auch, gerade erst im Alter Revolutionär zu werden, gegen diese Dinge aufzutreten. Meistens hat man dann auch die Fähigkeit, die Kapazität, das bürgerliche Ansehen, vielleicht sogar das Konto, um mit dieser Revolution etwas zu bewirken. Und eine der unmenschlichsten Seiten unserer Gesellschaft heute ist eben, dass der einzelne nicht auftritt, weil er sich diesen dummen Satz sagt: Der einzelne kann in dieser Gesellschaft überhaupt nichts bewirken. Wenn Sie nur sehen, was ein einzelner Politiker für einen Unsinn machen kann, dann wissen Sie, dass das nicht stimmt, dass ein einzelner eben sehr viel bewirken kann, meistens leider im unsinnigen Maße. Aber es gibt auch die positiven Beweise. In diesem Sinne meine ich, dass wir auf der einen Seite die Bewegung im Wärmeelement bis in das Handeln, das wir auch den menschlichen Willen nennen können, hinein führen müssen, und dass wir auf der anderen Seite auch in diesem Erleuchtungselement menschlichen Denkens eigene Bewegung bilden müssen. Das mittlere Seelengebiet, das zwischen beiden, Wollen und Denken vermittelt, und das nie fehlen darf, weil sonst immer, wenn das eine oder andere für sich einseitig würde, die Gefahr besteht, unmenschlich zu werden, ist dann das Gefühl oder das Fühlen. Das Gefühlsleben ist eigentlich das wirklich Menschliche, das Mitfühlen im Parsifal, in der Gralssage, "aus Mitleid wissend werden", also die Erkenntnis sozusagen über das Gefühl des Mitleidens zu gewinnen, das ist ein ganz christliches Motiv. Und man könnte auch sagen, in dieser Dreiheit von Denken, Wollen und Fühlen tritt eben erst die ganze Wirklichkeit Mensch auf.

Ich habe Ihnen heute Abend zu diesem sehr umfassenden Thema trotzdem nur — und ich sage das nicht in irgendeiner entschuldigenden Weise für mich selbst, sondern in einer ganz nüchternen Weise — facettenartige Aspekte gezeigt. Trotzdem wird für jeden, hoffe ich, mindestens ein Gedanke dabei gewesen sein, den nachzudenken sich lohnt, oder auch Anregung, über die Frage der eigenen biographischen Situation einmal neu nachzudenken und sich zu fragen, was von diesen Beispielen in einem selber schon geleistet ist, welchem man zustimmen kann, wo man vielleicht auch Widersprüche in sich entdeckt oder wo man Ergänzungen erlebt. Und demnach gäbe es natürlich zu diesem Thema unendlich vieles noch zu sagen, vor allem weil ich das besondere Kapitel des hohen Alters nun gar nicht angesprochen habe, das ja nochmal ein ganz eigenes Lebensfeld ist, von dem, und das möchte ich auch sagen, Rudolf Steiner den merkwürdigen

Ausspruch tat, das, was dann jenseits der Siebziger liegt, das sei Gnade. Das ist ja ein Wort, das man heute zunächst überhaupt nicht nachvollziehen kann, wenn man die Wirklichkeit der meisten Lebenssituationen dieser dann immer älter und älter werdenden Menschen erlebt. Und die Menschen werden heute zum Teil sehr, sehr alt. Und doch könnte man auch dort Gesetzmäßigkeiten entdecken, die manches verständlicher machen würden. Ich blicke einmal nur auf die Frage der Altersverwirrtheiten. Das ist ja ein ganz rätselhaftes Thema, dass alte Menschen, vor allem im höheren Alter, dann in solche Verwirrtheitssituationen kommen, wo sie eigentlich nicht mehr für sich selbst bestimmen können, oder wo sie Handlungen vollziehen, die wir von außen gar nicht nachvollziehen können, wo sie uns Dinge erzählen, die nicht der Realität entsprechen usw. Und doch liegen auch darin ganz bestimmte Gesetzmäßigkeiten, die man aufzeigen kann. Aber, wie gesagt, das wäre dann ein neues Thema. Ich bin mir bewusst, dass ich die hygienische, das heißt, die gesunde Form der Dauer eines Vortrages, der nicht länger als eine Stunde dauern sollte, mächtig überschritten habe. Ich habe das aber in Kauf genommen einerseits, weil ich glaube, in Ihrem Zuhören erlebt zu haben, dass Sie noch zuhören mochten und noch nicht ganz ermüdet waren, und zum anderen, weil das Thema es einfach nicht erlaubt, kürzer zu sprechen, wenn man nicht noch unvollständiger bleiben will, als ich es für den Abend schon gewesen bin.

Ich freue mich, dass wir die Gelegenheit hatten, in dieser Form miteinander zu sprechen, dass Sie mir so intensiv, wie ich es erlebt habe, zugehört haben, und ich hoffe, dass Sie viele Anregungen finden, die dann vielleicht in den Arbeitskreisen, die hier in Esslingen möglich sind, fortgesponnen werden.

Eine recht gute Nacht und auf Wiedersehen!

Bei GESUNDHEITSPFLEGE initiativ ist außerdem erschienen:

Fintelmann, Volker mit Glöckler, M.; Schürholz, J.:
Spiritualität & Gesundheit
Am Beispiel der Krebserkrankung

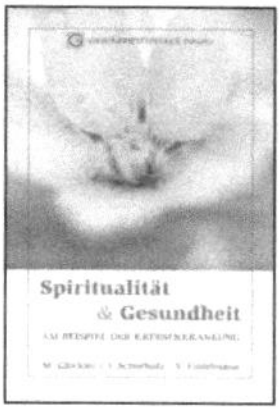

Krankheit ist nicht das Gegenteil von Gesundheit, sondern das Gegenteil von Heilung. Eine Gesundung des Denkens erscheint als erster Schritt für eine Heilung des Leibes. Krankheit gewinnt somit Impulscharakter, sich selbst bewusster zu werden. Wer dieses seelisch-geistige Entwicklungspotenzial erkennt und entsprechend initiativ wird, vermindert sein Leiden und schafft Boden für künftige Gesundheit.

Broschur, 80 Seiten, ISBN 978-3-932161-62-9

Michaela Glöckler,
Die Kulturaufgabe des alten Menschen

Im Lebensrückblick kann der ältere Mensch seine Erfahrungen auswerten und in die Sphäre des Wesentlichen erheben.

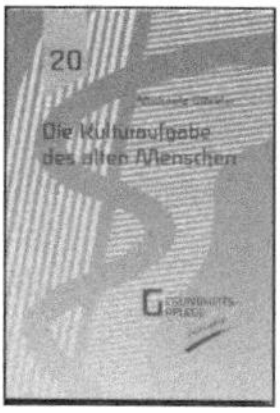

Wie kann in der Phase des Alters eine geistige Samenbildung gepflegt werden, die ihre Früchte in der Zukunft hervorzubringen vermag? Welche Haltung, welche Fragen sind dabei wichtig? In drei Schritten werden wesentliche Zukunftsaspekte des Alters dargestellt und die kulturelle Bedeutung dieser Aufgabenbewältigung deutlich gemacht.

Broschur, 42 Seiten, ISBN 978-3-932161-20-3